La tua consulente di bellezza

BARBARA GIUSTINO

A Paride

Perché tu sappia che non è stato semplice crescere la
bellezza di un eroe.

Ma in questo e in tutti gli altri mondi io sarò al tuo
fianco sempre

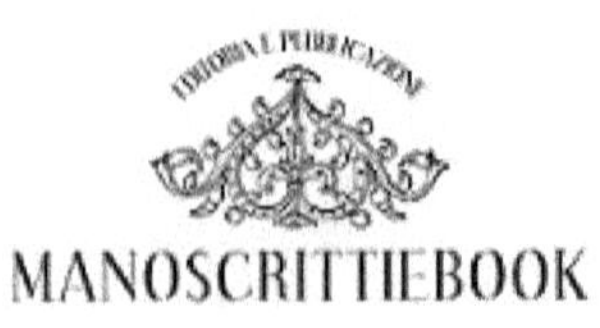

MANOSCRITTIEBOOK

manoscrittiebook@libero.it

Perché sono certa che la bellezza ci salverà
La bellezza di cui ti circondi
La bellezza che sei
La bellezza che ami

PRESENTAZIONE

Ciao sono Barbara la tua consulente di bellezza!!!

Prendermi cura delle persone è sempre stata la mia passione: la mia prima cliente è stata la mia mamma quando avevo quattro anni e le sistemavo le sopracciglia e i capelli per gioco ma con tanta attenzione.

Poi è toccato alle amichette delle elementari che truccavo per le feste…

Il mio primo lavoro "vero" è stato come cameriera e ho subito capito che avrei desiderato altro e mi sono buttata nel mondo beauty: a soli 17 anni lavoravo in profumeria e studiavo per diventare estetista così ho realizzato il mio sogno e a 24 anni ho aperto il mio primo centro estetico e poi un secondo per le consulenze sull'integrazione nutrizionale e non ho mai più smesso di formarmi nella mia più grande passione.

Ho cercato sempre nuovi punti di riferimento nel settore che mi appartiene da trent'anni.

È stato prima del covid però che ho sentito che quello che conoscevo non mi bastava più e sono tornata a studiare in accademia per l'estetica avanzata. Io la chiamo la terra di mezzo tra l'estetica e la medicina estetica ed è qui che ho trovato il mio mondo: non solo i trattamenti convenzionali ma tutto ciò che poteva darmi risultati WoW per i miei clienti, non solo un integrazione alla nutrizione ma un metodo innovativo per vivere da biohacker e migliorare ogni giorno me stessa e aiutare le persone che lo desiderano con piccoli cambiamenti delle routine della loro vita che facciano grandi differenze nel benessere nella bellezza e nel mindset.

Ovvia conseguenza è stata la creazione di un protocollo di formazione per portare a quante più persone possibili la visione di un nuovo modo di fare consulenza.

Quando ami ciò che fai desideri che tutti possano guardarlo con i tuoi occhi…

Quindi nasce il libro

SEGUIMI SUL MIO CANALE YOUTUBE

LA TUA CONSULENTE DI BELLEZZA

Barbara Giustino

https://www.youtube.com/@La.tua.consulente.di.bellezza

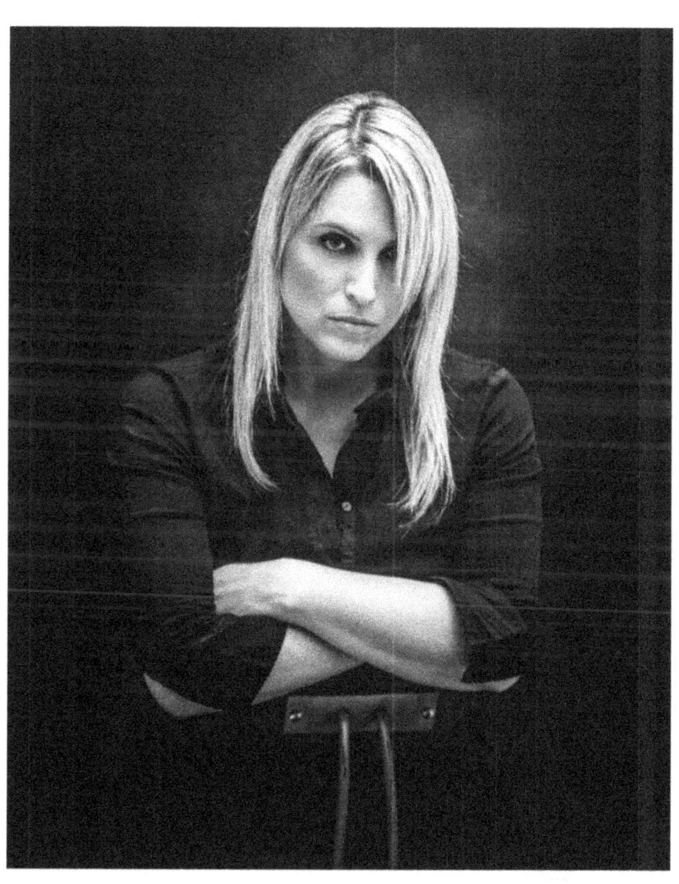

LA TUA CONSULENTE DI BELLEZZA

Benvenuti nel mondo dell'estetica avanzata. Questo libro rappresenta un progetto davvero innovativo che ha l'obiettivo di formare tutti coloro che vogliono conoscere le tecniche più avanzate del settore, dai principianti ai professionisti.

Il nostro approccio alla formazione è stato ripensato per essere ancora più efficace e coinvolgente. Il nostro libro non è solo una lettura passiva, ma è un'esperienza interattiva, grazie alla presenza di video esplicativi che accompagnano ogni capitolo.

In questo modo, potrai imparare le tecniche più avanzate dell'estetica attraverso video in cui io "leggo" l'argomento e puoi seguire ogni passaggio delle tecniche. Inoltre, le dispense scaricabili ti permetteranno di approfondire ogni concetto e di avere sempre a portata di mano un riferimento per la tua pratica quotidiana.

Questo libro rappresenta una grande opportunità per tutti coloro che vogliono migliorare le proprie competenze in ambito estetico e rimanere sempre aggiornati sulle nuove tendenze e sulle tecniche più innovative del settore. Siamo entusiasti di condividere con voi questo progetto e speriamo che lo troverete altrettanto innovativo ed entusiasmante.

Le informazioni tecniche saranno di difficoltà crescente in modo da darvi gli strumenti per affrontare lo step successivo sempre con entusiasmo e sicurezza.

#latuaconsulentedibellezza

Una consulente di bellezza specializzata in trattamenti di estetica avanzata può aiutarti a migliorare la salute e l'aspetto della pelle attraverso una serie di tecniche e trattamenti specifici. Questi trattamenti possono includere procedure come peeling chimici, terapie con luce pulsata, trattamenti per la riduzione delle rughe e dei segni d'espressione, terapie per la cura della pelle e molto altro. La consulente di bellezza lavora con te per comprendere le tue esigenze specifiche e sviluppare un piano di trattamento personalizzato per aiutarti a raggiungere i tuoi obiettivi di bellezza.

Con la sua formazione e esperienza, un professionista può fornire risultati sicuri e duraturi per una pelle più sana e giovane.

Capitolo 1

LA PELLE

"La pelle è l'organo più grande del nostro corpo e svolge una serie di funzioni essenziali per la nostra salute e il nostro benessere. Ma la pelle è molto di più di una semplice barriera protettiva contro gli agenti esterni: essa rappresenta anche una parte importante della nostra identità emotiva.

In questo primo capitolo, esploreremo la pelle dal punto di vista anatomico, funzionale ed emotivo. Cominceremo dalla sua struttura, analizzando le diverse componenti che la compongono e il loro ruolo nella sua funzione protettiva.

Ma la pelle è molto di più di una barriera fisica. Essa è anche una fonte di piacere e di benessere, in grado di influenzare il nostro umore e la nostra autostima. Per questo motivo, esamineremo anche la relazione tra pelle e emozioni, esplorando il ruolo che la pelle gioca nel nostro sistema nervoso e nella nostra percezione del mondo esterno.

Infine, analizzeremo l'impatto di alcuni fattori esterni sulla salute e l'aspetto della pelle, come l'inquinamento, l'esposizione al sole e lo stress. Queste conoscenze fondamentali ci aiuteranno a comprendere meglio la pelle e a sfruttare al meglio le tecniche di cura e di bellezza che esploreremo nei capitoli successivi."

Strati della pelle (dall'esterno verso l'interno):

- Strato corneo
- Strato granuloso
- Strato spinoso
- Strato basale
- Dermide

1). Strato corneo: è lo strato più esterno della pelle, costituito da cellule morte (corneociti) ricche di cheratina, una proteina che le rende resistenti e impermeabili. Lo strato corneo agisce come barriera protettiva contro agenti esterni come batteri, virus, inquinanti e raggi UV.

2). Strato granuloso: è lo strato sottostante allo strato corneo e contiene cellule specializzate (i cheratinociti granulosi) che producono cheratina e una sostanza chiamata filaggrina, che aiuta a mantenere l'idratazione della pelle.

3). Strato spinoso: contiene cheratinociti spinosi che si uniscono tra di loro tramite desmosomi, formando una struttura a maglia che agisce come ulteriore barriera protettiva contro gli agenti esterni.

4). Strato basale: è lo strato più profondo dell'epidermide e contiene cellule staminali che producono costantemente nuovi cheratinociti. Gli strati superficiali dell'epidermide si rinnovano continuamente grazie alla produzione costante di nuove cellule dall'alto dello strato basale.

5). Dermide: è lo strato intermedio della pelle ed è costituito da tessuto connettivo che contiene fibre di collagene ed elastina, vasi sanguigni, terminazioni nervose, follicoli piliferi e ghiandole sudoripare. La dermide fornisce alla pelle elasticità e resistenza e agisce come supporto strutturale per l'epidermide.

La pelle è l'organo più grande del corpo umano e svolge molteplici funzioni, tra cui la protezione dal mondo esterno, la regolazione della temperatura corporea e la percezione dei stimoli tattili. La pelle è costituita da tre strati principali: l'epidermide, il derma e il tessuto sottocutaneo. L'epidermide è lo strato più esterno e svolge principalmente funzioni di protezione. È costituito da quattro strati principali: lo strato corneo, lo strato granuloso, lo strato spinoso e lo strato basale. Lo strato corneo è lo strato più esterno e contiene cellule morte che fungono da barriera protettiva. Lo strato granuloso contiene cellule che producono cheratina, una proteina che rende la pelle resistente. Lo strato spinoso contiene cellule che si uniscono tra di loro tramite desmosomi, formando un'ulteriore barriera protettiva. Lo strato basale contiene le cellule staminali che producono nuove cellule epiteliali. Il derma è lo strato intermedio della pelle ed è costituito da tessuto connettivo e contiene fibre di collagene ed elastina, che conferiscono elasticità e resistenza alla pelle. Il tessuto sottocutaneo è lo strato più profondo e contiene grasso e tessuto connettivo.

Andiamo ad analizzare i fattori di aggressione della pelle:

- Agenti inquinanti: come lo smog, la polvere, i gas di scarico delle auto, che possono accumularsi sulla pelle e causare danni.

- Esposizione al sole: i raggi UV possono causare danni irreversibili alla pelle, come macchie, rughe e invecchiamento precoce.

- Stress: lo stress cronico può causare un aumento dei livelli di cortisolo, un ormone che può causare infiammazioni e danni alla pelle.

- Alimentazione: una dieta poco salutare e ricca di grassi saturi e zuccheri può causare danni alla pelle e aumentare la produzione di sebo.

- Fumo: il fumo di sigaretta contiene sostanze tossiche che possono causare danni alla pelle, come rughe e macchie.

Soluzioni tecniche per proteggere la pelle:

- Detersione: una detersione accurata della pelle è fondamentale per rimuovere gli agenti inquinanti e le impurità che si accumulano sulla pelle. È importante utilizzare prodotti delicati, specifici per il proprio tipo di pelle, e detergere la pelle almeno due volte al giorno.

- Skincare: utilizzare prodotti specifici per compensare gli effetti delle aggressioni endogene ed esterne sulla pelle, come creme idratanti, antiossidanti e riequilibranti.

- Filtro solare: l'utilizzo di filtri solari è fondamentale per proteggere la pelle dai raggi UV dannosi. È importante utilizzare un filtro solare con un fattore di protezione adeguato al proprio tipo di pelle e rinnovare l'applicazione ogni 2-3 ore.

- Alimentazione: seguire una dieta equilibrata, ricca di frutta e verdura, proteine magre e acidi grassi omega-3 può aiutare a proteggere la pelle e migliorarne l'aspetto.

- Abbandonare il fumo: smettere di fumare può aiutare a ridurre i danni alla pelle e prevenire la comparsa di rughe e macchie.

- Integrazioni alimentari e programmi di biohacking: esistono integratori e programmi di biohacking specifici per la cura della pelle, che possono aiutare a proteggerla dalle aggressioni esterne ed endogene. Ad esempio, integratori a base di vitamine, minerali, acidi grassi e antiossidanti possono aiutare a migliorare la salute della pelle, mentre programmi di biohacking come il digiuno intermittente, la sauna e la terapia del freddo possono aiutare a ridurre lo stress e migliorare la circolazione sanguigna, favorendo una pelle più luminosa e sana. È importante consultare un medico o un nutrizionista prima di utilizzare integratori o programmi di biohacking.

Rispettare i ritmi Circadiani

La pelle svolge impeccabilmente il suo ruolo importante nella protezione dell'organismo dagli agenti esterni. Tuttavia, la sua salute dipende anche dal rispetto dei ritmi circadiani, ovvero il ciclo naturale di luce e oscurità che regola la nostra attività giornaliera.

Valutiamo come proteggere la pelle rispettando i ritmi circadiani, l'importanza delle ore di buio e la fotobiostimolazione con i LED a supporto della salute e della bellezza della pelle.

I ritmi circadiani:

Il nostro corpo segue un ritmo circadiano di 24 ore che regola le nostre funzioni biologiche, tra cui il sonno, la digestione, la temperatura corporea e la produzione di ormoni. Tuttavia, il nostro stile di vita moderno con l'uso diffuso della tecnologia, lavori in turni e l'esposizione costante alla luce artificiale può alterare questo ritmo naturale. I ritmi circadiani influenzano anche la salute della nostra pelle, poiché la sua funzione di barriera dipende dalla regolazione dei processi corporei.

Le ore di buio:

Durante le ore di buio, il nostro corpo produce melatonina, l'ormone del sonno, che ha un'azione antiossidante e aiuta a proteggere il DNA delle cellule epiteliali. L'esposizione alla luce artificiale di notte, come quella dei dispositivi elettronici, può ridurre la produzione di melatonina e aumentare lo stress ossidativo sulla pelle, favorendo l'invecchiamento precoce. È quindi importante limitare l'uso di dispositivi elettronici prima di dormire e mantenere la camera da letto al buio per favorire la produzione di melatonina.

Fotobiostimolazione con i LED:

La fotobiostimolazione con i LED è una tecnica non invasiva che utilizza la luce per stimolare la produzione di collagene, elastina e acido ialuronico nella pelle, migliorandone l'elasticità e il tono. È possibile utilizzare i LED a casa con dispositivi specifici, ma è importante rispettare i tempi e le dosi di esposizione consigliati dal produttore per evitare irritazioni e danni alla pelle. Inoltre, è bene eseguire la fotobiostimolazione durante le ore di buio, quando la pelle è più ricettiva agli stimoli luminosi e quando non c'è rischio di esposizione ai raggi UV.

In conclusione Proteggere la pelle rispettando i ritmi circadiani è importante per garantire il corretto funzionamento della sua barriera protettiva e prevenire l'invecchiamento precoce. Limitare l'esposizione alla luce artificiale di notte e utilizzare la fotobiostimolazione con i LED durante le ore di buio possono essere utili strumenti in questo senso. Tuttavia, è sempre bene consultare un consulente esperto per scegliere le tecniche e i prodotti più adatti al proprio tipo di pelle.

Parte pratica primo capitolo:

Routine di bellezza quotidiana viso e corpo

La bellezza degli DEI:

DETERGERE

ESFOLIARE

IDRATARE

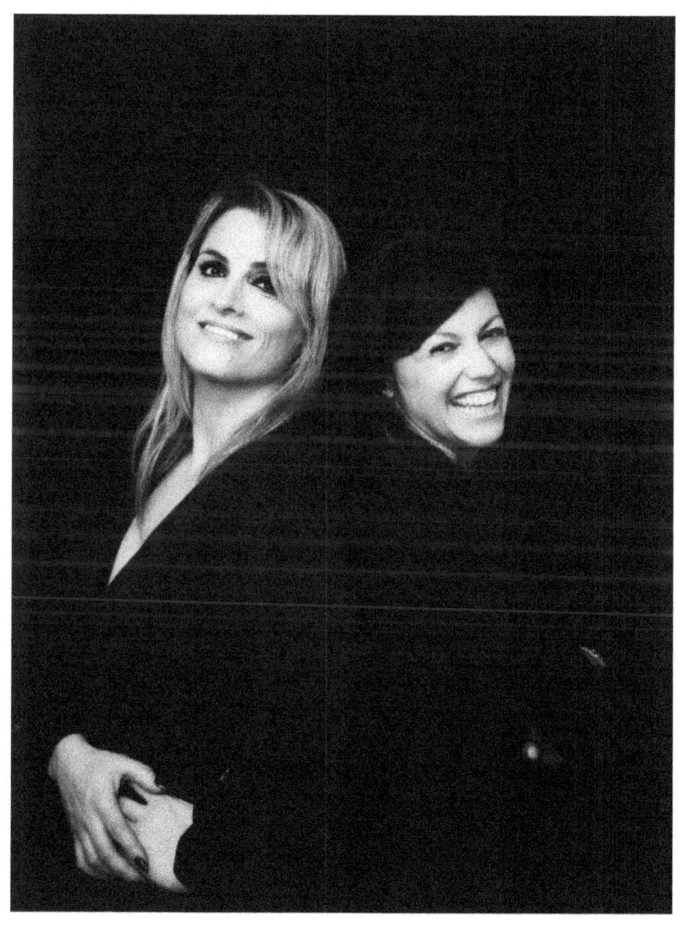

Capitolo 2

LE EMOZIONI SULLA PELLE

La relazione tra la pelle e l'emozione è stata oggetto di numerosi studi scientifici. La pelle è il nostro organo più esterno e rappresenta la prima linea di difesa contro l'ambiente esterno. La sua funzione primaria è quella di proteggere il nostro corpo dagli agenti esterni come luce solare, inquinamento, batteri e virus.

Tuttavia, la pelle svolge anche un ruolo importante nella comunicazione sociale e nell'espressione delle emozioni. Ad esempio, quando ci sentiamo imbarazzati, arrossiamo. Quando siamo spaventati, la nostra pelle si erizza. Quando siamo felici, la nostra pelle appare luminosa e sana.

La relazione tra la pelle e l'emozione è mediata dal sistema nervoso autonomo, che controlla le funzioni involontarie del nostro corpo, come la frequenza cardiaca, la pressione sanguigna, la sudorazione e la respirazione. Il sistema nervoso autonomo è diviso in due parti: il sistema nervoso simpatico e il sistema nervoso parasimpatico. Il sistema nervoso simpatico è attivato in situazioni di stress e di emozione intensa, come la paura o la rabbia, e porta ad una serie di reazioni fisiche come l'aumento della sudorazione, la dilatazione delle pupille e la contrazione dei muscoli della pelle.

Inoltre, gli studi hanno dimostrato che lo stress cronico può avere effetti negativi sulla salute della pelle. Lo stress può infatti aumentare l'infiammazione cutanea, ridurre la funzione di barriera della pelle, aumentare la produzione di sebo e causare una riduzione dell'elasticità della pelle.

In sintesi, la pelle non è solo un organo protettivo, ma è anche un indicatore importante del nostro benessere emotivo. Le emozioni possono influenzare la funzione e l'aspetto della pelle, e allo stesso tempo, la pelle può influenzare il nostro stato emotivo. Pertanto, è importante adottare uno stile di vita sano che favorisca l'equilibrio emozionale e la salute della pelle.

ORMONE DELL'AMORE E STUDI SCIENTIFICI

Uno degli ormoni più importanti correlati alla bellezza della pelle è l'ormone dell'amore, ovvero l'ossitocina.

L'ossitocina è prodotta a livello cerebrale e aiuta a regolare il sistema nervoso simpatico, che può influenzare la funzione della pelle. L'ossitocina può anche aiutare a ridurre lo stress e favorire un atteggiamento positivo, cosa che può a sua volta influire sulla salute e la bellezza della pelle.

Inoltre, la gratitudine è anche un'emozione correlata alla bellezza della pelle. Quando siamo grati, ci sentiamo meglio con noi stessi e con il mondo intorno a noi. Questa sensazione positiva può influire sulla salute e la vitalità della pelle.

Ad esempio, lo stress cronico può causare infiammazione e altri problemi di salute della pelle. Ma l'attività sociale, come la condivisione di momenti di gratitudine con gli amici o con i partner, può aiutare a ridurre lo stress e migliorare la salute della pelle.

In sintesi, l'ossitocina e la gratitudine sono due importanti elementi della chimica delle emozioni che possono aiutare a mantenere una pelle sana e luminosa.

Ecco alcuni studi scientifici che approfondiscono il ruolo dell'ossitocina e della gratitudine nella salute della pelle:

- Uno studio pubblicato sulla rivista Psychoneuroendocrinology ha dimostrato che l'ossitocina può ridurre lo stress e l'infiammazione nella pelle, favorendo la guarigione dei tessuti. Lo studio ha anche evidenziato che l'ossitocina può ridurre la risposta al dolore cutaneo e donare elasticità alla pelle.

- Un altro studio pubblicato sulla rivista Emotion ha dimostrato che gli individui che sperimentano più gratitudine nella vita hanno una maggiore soddisfazione e felicità, e anche una pelle più sana.

- Infine, uno studio pubblicato sulla rivista Psychological Science ha evidenziato che gli individui che fanno attività sociali, come condividere momenti di gratitudine con gli altri, possono avere una riduzione del livello di cortisolo, un ormone dello stress, e una maggiore salute della pelle.

Le tecniche di biohacking per la gestione dello stress come la spazzolatura, la doccia di contrasto, la respirazione e la meditazione possono avere effetti positivi sulla pelle attraverso diversi meccanismi.

In primo luogo, queste tecniche possono aiutare a ridurre lo stress cronico, che è stato associato ad un aumento dell'infiammazione cutanea, alla diminuzione della funzione di barriera della pelle e all'accelerazione dell'invecchiamento cutaneo. La riduzione dello stress può quindi aiutare a migliorare la salute generale della pelle e ridurre i segni dell'invecchiamento.

Inoltre, la spazzolatura e la doccia di contrasto possono migliorare la circolazione sanguigna e linfatica della pelle, favorendo l'eliminazione delle tossine e la nutrizione delle cellule cutanee. La respirazione e la meditazione possono invece ridurre la tensione muscolare e migliorare l'ossigenazione dei tessuti cutanei, favorendo la rigenerazione e il recupero della pelle.

Infine, è importante sottolineare che queste tecniche non rappresentano una soluzione miracolosa per la salute della pelle e non possono sostituire un'adeguata cura della pelle come la detersione e l'idratazione quotidiana. Tuttavia, combinando queste tecniche con una corretta igiene della pelle e un'alimentazione sana, si possono ottenere risultati ottimali per la salute della pelle.

Parte pratica

Esercizi di biohacking

Spazzolatura

Doccia di contrasto

Tecniche di respirazione consapevole per la gestione delle situazioni di stress

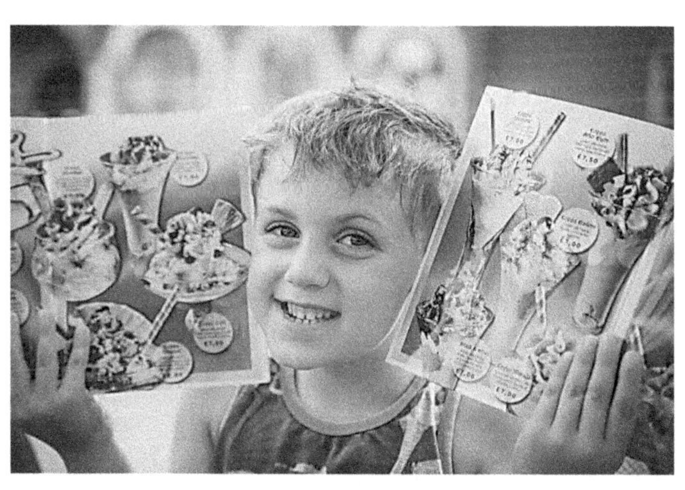

Capitolo 3

"IL CIBO DELLA PELLE"

L'alimentazione gioca un ruolo importante nel mantenimento della salute della pelle. Ci sono diversi alimenti che possono contribuire a una pelle sana e radiosa, mentre altri possono avere l'effetto contrario. Inoltre, l'acqua e alcuni attivi specifici possono avere effetti nutrienti sulla pelle.

Iniziamo con l'acqua. L'acqua è essenziale per mantenere una pelle idratata e luminosa. Quando si è disidratati, la pelle può diventare secca e apparire spenta. Bere abbastanza acqua durante il giorno può aiutare a prevenire la disidratazione e mantenere la pelle in salute.

Ma non è solo l'acqua a contribuire alla salute della pelle. Ci sono alcuni nutrienti specifici che possono avere un effetto positivo sulla pelle. Ad esempio, le vitamine C ed E sono antiossidanti che aiutano a proteggere la pelle dai danni causati dai radicali liberi. Le vitamine del gruppo B, come la biotina, sono importanti per mantenere una pelle sana. La vitamina A può aiutare a migliorare la luminosità della pelle e la texture.

Inoltre, ci sono alcuni alimenti che contengono sostanze specifiche che possono avere un effetto benefico sulla pelle.

LO ZUCCHERO E I SUOI EFFETTI SULLA PELLE

Lo zucchero, presente in molti alimenti, è tra gli ingredienti più consumati nel mondo, tuttavia, l'abuso di questo alimento può avere conseguenze negative sulla salute del nostro organismo, includendo la pelle. In questa sezione vedremo come lo zucchero può danneggiare la pelle.

Il collagene e l'effetto crosslinking

Il collagene è la principale proteina strutturale della pelle, che conferisce la sua resistenza e la sua elasticità. Il processo di invecchiamento della pelle comporta una diminuzione della produzione di collagene e uno scarso turnover delle fibre di collagene già presenti. Uno degli effetti dello zucchero sulla pelle è di causare la formazione di link chimici, noto come crosslinking, tra le fibre di collagene. Questo rende la pelle meno elastica e più fragile, accelerando l'invecchiamento cutaneo.

Infiammazione

Un altro effetto negativo dello zucchero sulla pelle è l'aumento del rischio di infiammazione. La dieta occidentale moderna è spesso ricca di zuccheri aggiunti, che possono causare un aumento dei livelli di zuccheri nel sangue e un conseguente picco insulinico. Questa risposta insulinica è responsabile di una maggiore produzione di sebo, la sostanza oleosa che lubrifica la pelle. In questo modo, i pori possono ostruirsi e favorire la proliferazione batterica, causando l'acne cutanea.

I prodotti per la cura della pelle

Molte creme idratanti e prodotti per la cura della pelle vengono mescolati con zuccheri per migliorare la texture e la sensazione sulla pelle. Questo è particolarmente vero per le creme da notte, che solitamente contengono livelli elevati di zucchero. Tuttavia, lo zucchero può comportare un aumento della disidratazione della pelle e di conseguenza dell'effetto rugoso, proprio l'effetto contrario rispetto alle intenzioni iniziali.

Sebbene lo zucchero in piccole quantità sia parte di una dieta equilibrata, il suo abuso può influire negativamente sulla salute della pelle. Il crosslinking del collagene e l'infiammazione possono essere tra gli effetti negativi dello zucchero sulla pelle. Al fine di effettuare una cura della pelle efficace e prevenire l'invecchiamento di essa, una riduzione dell'abuso di zucchero nella dieta e l'uso di prodotti privi di zuccheri o ridotti di esso potrebbero essere di aiuto. Meglio sempre optare per la qualità degli ingredienti rispetto alle profumazioni e texture piacevoli ma ricche di zuccheri aggiunti.

Capitolo 4

IL RESPIRO DELLA PELLE

Lo sai che la tua pelle respira?

La pelle è uno degli organi più estesi, importanti e versatili del nostro corpo.

Non solo ci protegge dall'ambiente esterno, ma anche ci aiuta a regolare la temperatura corporea, a immagazzinare i nutrienti e a espellere i rifiuti. Inoltre, la pelle è coinvolta nel processo di respirazione, assorbendo l'ossigeno dall'aria e liberando l'anidride carbonica attraverso i pori.

Per questo motivo, è importante mantenere la pelle pulita ed esfoliata dalle cellule morte. Questo aiuta a migliorare la respirazione della pelle, permettendo all'ossigeno di penetrare più facilmente nei tessuti e migliorando così l'efficienza del nostro sistema respiratorio.

RESPIRAZIONE QUADRATA

La respirazione quadrata, in particolare, è una tecnica di respirazione che può avere benefici sulla salute e sulla bellezza della pelle. Questa tecnica prevede di respirare in modo controllato, concentrandosi sulle quattro fasi del respiro: inspirazione, apnea inspiratoria, espirazione, e apnea espiratoria.

Gli studi sulla respirazione quadrata hanno mostrato che questa tecnica può avere effetti positivi sulla riduzione dello stress, sulla regolazione della pressione sanguigna e sulla generazione di endorfine, sostanze che aumentano l'umore positivo e la sensazione di benessere.

Ma quali sono gli effetti della respirazione quadrata sulla bellezza della pelle? In realtà, diversi studi suggeriscono che i benefici della respirazione quadrata possono espandersi anche alla bellezza e alla salute della pelle.

Uno studio condotto presso l'Università di Minnesota ha dimostrato che le persone che praticano regolarmente la respirazione quadrata hanno una riduzione del glucocorticoide, un ormone dello stress che può causare infiammazione e problemi di salute della pelle. L'infiammazione cronica, infatti, è associata a molte patologie della pelle, come acne, eczema e psoriasi.

Un altro studio condotto presso l'Università di Londra ha mostrato che la respirazione quadrata può aumentare il flusso sanguigno, favorendo l'ossigenazione dei tessuti e una maggiore produzione di collagene, una proteina che dona elasticità e tonicità alla pelle.

In sintesi, la respirazione quadrata può essere considerata un complemento alle terapie tradizionali di bellezza, in quanto migliora il benessere psico-fisico e aiuta a ottenere una pelle più sana e luminosa. Ovviamente, come per qualsiasi tecnica, è importante essere costanti!!!

Inoltre, ci sono alcune tecniche di **biohacking** che possono essere utilizzate per migliorare la respirazione della pelle.

La respirazione profonda effettuata durante la meditazione, ad esempio, può aumentare la quantità di ossigeno che raggiunge la pelle, migliorando così la sua funzione respiratoria.

Anche l'esercizio fisico regolare può aiutare a mantenere la pelle in buona salute, migliorando la circolazione sanguigna e l'apporto di nutrienti ai

tessuti e consentendo una riduzione dello stress
che ha effetti spiacevoli sulla pelle e non solo…

In sintesi, mantenere la pelle pulita ed esfoliata è
vitale per la sua funzione respiratoria. Le tecniche
di **biohacking**, come la respirazione profonda e
l'esercizio fisico, possono essere utilizzate per
migliorare ulteriormente la salute della pelle e la sua
capacità di respirare.

Parte pratica:

Esfoliazione fisica, chimica ed enzimatica: differenze e come scegliere il peeling più adeguato al tipo di pelle, alla stagione in corso e agli eventi personali

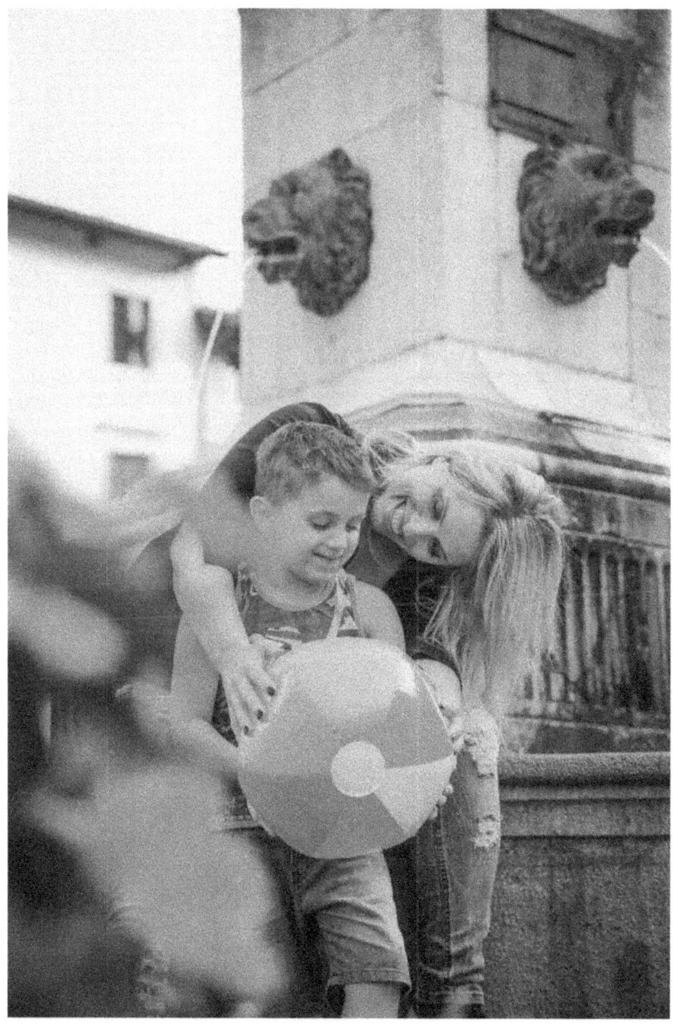

Capitolo 5

LE ROUTINE DI BELLEZZA NELLE STAGIONI

Ora c'è un aspetto molto importante da considerare: lo stato di salute del nostro fisico e della pelle è influenzato dalle stagioni.

Durante l'estate, ad esempio, la nostra pelle è esposta al sole e al calore, mentre durante l'inverno può subire gli effetti del freddo e del vento, ma anche del riscaldamento interno che può causare secchezza e irritazione. Inoltre, gli stress fisici e mentali legati ai cambiamenti delle stagioni possono influenzare la pelle e l'organismo in generale.

Per prevenire queste aggressioni, è importante adottare una routine di bellezza adeguata per ogni stagione. Ad esempio, durante l'estate è importante utilizzare protezione solare adatta alla propria pelle e i capelli possono avere bisogno di prodotti specifici per prevenire l'effetto sfibrante del sole e del mare. Durante l'inverno, invece, la pelle può trarre giovamento da una maggiore idratazione e nutrimento con prodotti più ricchi di principi attivi.

In ogni stagione è importante prendersi cura di sé in modo equilibrato, seguendo una dieta sana e facendo regolarmente attività fisica. Inoltre, il benessere mentale può essere mantenuto con tecniche di rilassamento e di gestione dello stress come la meditazione, lo yoga o altri sport fitness.

In conclusione, ogni stagione dell'anno presenta le sue sfide per la salute e la bellezza della pelle. La prevenzione attraverso una routine di cura personalizzata e l'adozione di uno stile di vita salutare possono aiutare a proteggere la pelle dagli agenti atmosferici e dallo stress esterno.

Parte pratica:

Primavera: la rinascita: ridurre lo strato corneo, dieta detox, idratazione

Estate: spf: significato e scelta

Autunno: nutrire l'organismo e la pelle

Inverno: proteggere e riparare

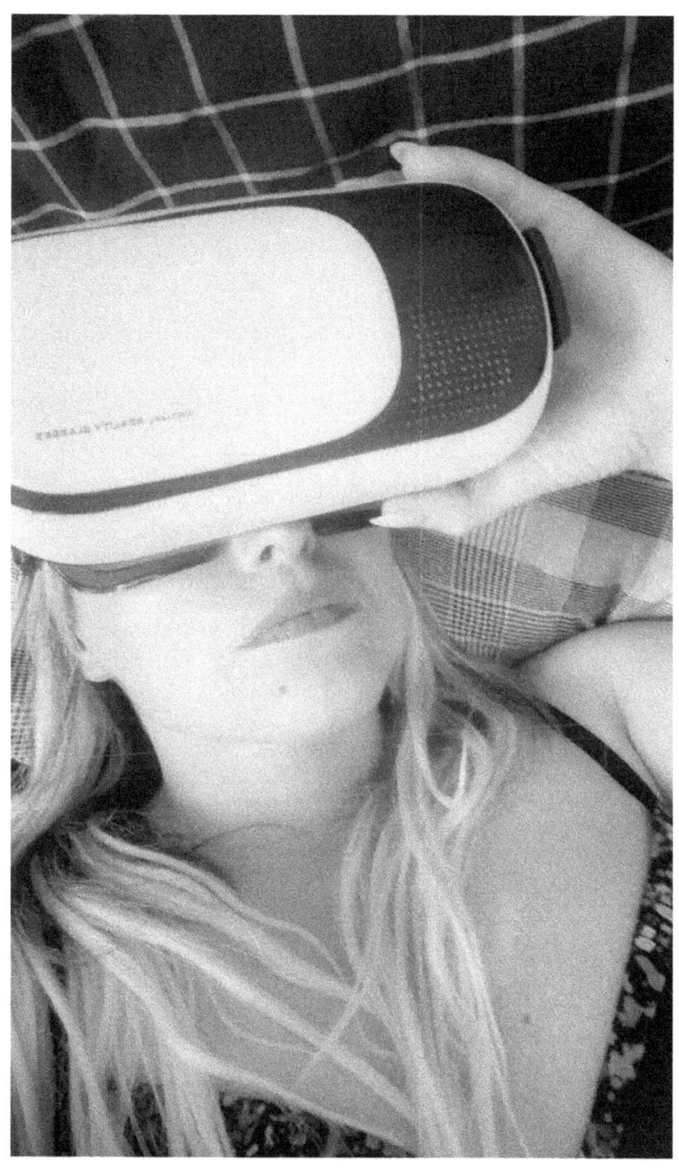

Capitolo 6

IL BIOHACKING PER LA BELLEZZA

Il biohacking è una tendenza sempre più diffusa fra coloro che desiderano migliorare il proprio stato di salute e benessere. Ogni anno molte persone cercano di ottenere benefici attraverso modifiche al proprio stile di vita, l'uso di tecnologie innovative e integratori alimentari. In questo capitolo vedremo come il biohacking possa influire sulla bellezza della pelle, analizzando alcuni studi scientifici.

Cos'è il Biohacking?

Il biohacking è la pratica di apportare modifiche al proprio organismo attraverso la tecnologia o cambiamenti nello stile di vita, in modo da migliorare la salute e il benessere. Questa tendenza ha visto un crescere dell'interesse pubblico negli ultimi anni grazie anche al contributo di esperti, influencer, aziende nella tecnologia e alimentazione. Spesso se ne parla in merito a modifiche dell'alimentazione, integrazione di tecnologie come gli smart watch per monitorare la salute, l'esercizio fisico e la meditazione.

Come il Biohacking influisce sulla bellezza della pelle?

Il biohacking può influire sulla bellezza della pelle in diversi modi. Alcuni esempi riguardano i cambiamenti del proprio stile di vita, l'integrazione di nutrienti e l'uso di tecnologie innovative.

Cambiamenti dello stile di vita

Diversi studi hanno dimostrato come migliorare il proprio stile di vita, ad esempio attraverso una maggiore attenzione all'alimentazione, l'esercizio fisico regolare e l'eliminazione di cattive abitudini come il fumo, possa avere un effetto benefico sulla pelle. In particolare, alcuni alimenti come pesce, frutta, verdura e frutta secca ricchi di antiossidanti, vitamine e minerali favoriscono la salute della pelle.

La nutrizione ed integratori

L'integrazione di nutrienti specifici può aiutare a migliorare l'aspetto della pelle. Ad esempio, diversi studi hanno dimostrato come gli integratori contenenti collagene possano aumentare l'idratazione della pelle, migliorarne l'elasticità e ridurre le rughe.

Tecnologie innovative

Tecnologie come i LED sono diventati nel tempo sempre più popolari tra gli appassionati di Biohacking. Infatti, un recente studio ha dimostrato come la fotobiostimolazione con i LED a lunghezza d'onda specifica possa migliorare l'aspetto della pelle. In particolare, tale tecnologia stimola la produzione di collagene, elastina e acido ialuronico, i quali aiutano a mantenere la pelle idratata ed elastica.

In conclusione il Biohacking rappresenta una tendenza emergente che sta diventando sempre più popolare sia a livello di industria che di consumatori. Sebbene molti dei metodi utilizzati siano ancora in fase di studio, alcune ricerche suggeriscono che alcune modifiche nello stile di vita, l'integrazione di nutrienti e l'uso di tecnologie innovative come i LED possano influire in modo positivo sulla bellezza della pelle.

Ci sono molte **tecniche di biohacking** che puoi utilizzare per migliorare la bellezza della tua pelle e del tuo aspetto fisico in generale. Ecco alcuni spunti che potresti considerare:

1. Meditazione e gestione dello stress: la meditazione e altre tecniche di gestione dello stress possono aiutare a ridurre l'infiammazione e migliorare la qualità della pelle, aiutando così a mantenere una pelle chiara e luminosa. Alcune tecniche di meditazione popolari includono la meditazione guidata, la mindfulness e la visualizzazione.

2. Integrazioni nutrizionali: la tua dieta può influire molto sulla salute della tua pelle, quindi assicurati di mangiare alimenti ricchi di nutrienti come vitamine, minerali e antiossidanti. Alcuni esempi di alimenti benefici per la salute della pelle includono frutta e verdura, noci e semi, proteine magre e omega-3.

3. Riposo: il sonno è fondamentale per la salute della pelle. Dormire a sufficienza può aiutare a ridurre l'infiammazione, migliorare la qualità della pelle e ridurre i segni dell'invecchiamento. Cerca di dormire almeno 7-8 ore a notte e cerca di creare un'ambiente rilassante nella tua camera da letto.

4. Allenamento: l'esercizio fisico regolare può migliorare la circolazione sanguigna, aumentare l'apporto di ossigeno alle cellule della pelle e aiutare ad eliminare le tossine dal corpo, il tutto contribuendo alla salute e alla bellezza della tua pelle.

5. Contrastare il caldo e il freddo: alternare tra fonti di calore e fredde può migliorare la circolazione sanguigna e ridurre l'infiammazione, migliorando così l'aspetto della tua pelle. Puoi provare a fare la doccia con l'acqua fredda a fine doccia o alternare tra sauna e bagno freddo.

Queste tecniche possono aiutarti a migliorare la bellezza della tua pelle, sebbene ci sia un elemento di sperimentazione individuale e dovresti consultare il tuo medico prima di iniziare a utilizzare qualsiasi tecnica.

Parte pratica:

IL RISVEGLIO DEL BIOHACKER

Svegliarsi felici: la buona notizia è che il nostro cervello può essere addestrato ad essere felice. Una delle cose più semplici che possiamo fare al risveglio è ringraziare per ciò che abbiamo nella vita, iniziando la giornata con un atteggiamento positivo e di gratitudine.

Bere acqua e limone: questa pratica al mattino aiuta ad alcalinizzare il corpo, migliorare la digestione e idratare l'organismo. L'acqua e il limone sono anche ricchi di vitamina C, un antiossidante importante per il sistema immunitario.

I cinque tibetani: questi esercizi sono stati sviluppati dai monaci tibetani secoli fa e sono stati tramandati fino ad oggi. Aiutano a rinforzare la forza muscolare, aumentare l'energia e ridurre lo stress. Ci vogliono solo 10 minuti al giorno per praticarli, quindi niente scuse!

Doccia di contrasto: questo è un trattamento idroterapico alternante tra l'acqua calda e l'acqua fredda. Aiuta a ridurre l'infiammazione, stimolare la circolazione sanguigna, rafforzare il sistema immunitario e aumentare l'energia. Inizia con l'acqua calda per 2-3 minuti, passa poi all'acqua fredda per 20-30 secondi, ripeti questa sequenza per 3-4 volte e finisci con l'acqua fredda. Non dimenticare di respirare profondamente durante il trattamento.

Ti auguro una SPLENDIDA giornata!!!

#latuaconsulentedibellezza

#barbaragiustino

#cividaledelfriuli

Capitolo7

L'ANTI AGE

ATTIVI SPECIFICI E BIOINGEGNERIA COSMETICA

Il settore dell'anti-età e della bioingegneria cosmetica ha sviluppato molte tecniche e ingredienti per aiutare a combattere i segni dell'età e migliorare l'aspetto generale della pelle. Vediamo alcuni attivi e tecniche specifici che potresti considerare per prevenire l'invecchiamento cutaneo:

1. **Retinoidi**: i retinoidi sono derivati della vitamina A che possono aiutare a ridurre le rughe, migliorare la tonalità della pelle e ridurre i segni dell'invecchiamento. Sono generalmente ben tollerati per la skincare della sera.

2. **Acido ialuronico**: l'acido ialuronico è una sostanza che si trova naturalmente nella pelle, ma che diminuisce con l'età. Può aiutare a mantenere

la pelle idratata, elastica e luminosa. È spesso usato in creme viso e sieri.

3. **Peptidi**: i peptidi sono catene di amminoacidi che possono aiutare a stimolare la produzione di collagene e elastina nella pelle, migliorando così l'elasticità e la tonalità generale.

4. **Micro-needling**: questa tecnica comporta l'utilizzo di dispositivi ad aghi sottili per creare microlesioni sulla pelle, stimolando così la produzione di collagene e altre sostanze nutritive che aiutano a migliorare la salute e l'aspetto della pelle.

5. **Botulino**: anche conosciuto come "toxina botulinica", il botulino è una sostanza che agisce bloccando temporaneamente i muscoli che causano le rughe e le pieghe della pelle. Ora esistono anche delle sostanze a base di peptidi dette "botoxlike" che ne mimano l'effetto (sia in applicazione che in iniezione)

6. **Terapia fotodinamica**: la terapia fotodinamica combina la luce con degli attivi specifici a seconda del risultato desiderato.

7. **Prodotti di bioingegneria cosmetica**: gli sviluppi nella bioingegneria cosmetica hanno portato alla creazione di prodotti che contengono ingredienti naturali come le cellule staminali vegetali e altri ingredienti di origine animale.

Questi prodotti sono progettati per aiutare la pelle a rigenerarsi e ad apparire più giovane.

La vera storia di un prodotto unico

Non esiste circostanza, né destino né fato che possa ostacolare la ferma risolutezza di un animo determinato. (E. W. Wilcox).

Due anni fa iniziai a lavorare come Direttore commerciale per la Comiderma, proprietaria del brand Natinuel. Una delle prime cose che mi colpì di quest'azienda fu l'assoluta visione scientifica trasportata su tutti i prodotti della linea. Ricordo perfettamente la storia della creazione di uno dei prodotti più rivoluzionari ed efficaci che l'azienda abbia mai venduto e che porta, ancora adesso, risultati eccezionali sia in cabina che nella cura domiciliare.

Era il 2010 quando ad un gruppo di ricercatori universitari e visionari venne un'idea un po' curiosa, osservando molti soggetti che mostravano segni di invecchiamento più o meno gravi che però necessitavano di un'azione che fosse contemporaneamente delicata sulla superficie cutanea e più incisiva sugli strati profondi della pelle.

Da questa riflessione, iniziarono a valutare la possibilità di creare un prodotto che potesse dare delle risposte reali a tali necessità.

Il primo periodo si spese nella ricerca di sostanze che una volta individuate, selezionate e riscontrato che potessero fornire un'azione sinergica tra loro, sulle quali esisteva della documentazione scientifica a supporto che avvalorasse la loro bioattività, permisero di passare alla fase successiva.

La creazione del prodotto si rivelò un ostacolo molto difficile da superare e che richiese un grande sforzo progettuale, in quanto era estremamente complesso creare una formula che potesse inglobare il pool di sostanze selezionate in modo stabile nel tempo.

Dopo circa un anno di tentativi fallimentari, la caparbietà del team fu premiata. Quando tutti ormai davano per scontato l'impossibilità di far vedere la luce ad un'idea così innovativa, un membro del team di ricerca riuscì ad individuare le corrette percentuali e passaggi per mantenere la stabilità e la bioattività delle sostanze.

Era ormai il 2011 e fu la svolta che ci si aspettava: finalmente si iniziava a vedere la luce in fondo al tunnel, anche se il lavoro da fare per arrivare ad un prodotto finito e commerciabile era ancora lunga e piena di sfide da affrontare e vincere.

Iniziò subito uno studio per verificare l'effettiva efficacia del prodotto.

Come ogni ricerca scientifica seria, la prima fase fu uno studio in vitro: si valutarono alcuni parametri che servirono a verificare se c'erano i presupposti per poter passare alla fase due (studio in vivo).

La prima cosa che si fece fu il test di citotossicità (è una verifica che viene fatta per valutare se il prodotto è nocivo per le cellule della pelle), che risultò negativo.

Dopo questo passaggio fondamentale, si procedette a verificare altri parametri come l'aumento dell'energia cellulare, la biostimolazione del collagene, la capacità protettiva del prodotto, la capacità di generare proliferazione e differenziazione cellulare ed altro ancora.

Tutti i dati riscontrati erano superiori alle aspettative e vi erano quindi i presupposti per continuare con la fase due.

Fu testato su 30 donne di diverse fasce di età, le quali applicarono il prodotto sul viso ogni 5 giorni per 3 mesi: l'efficacia sulla pelle era così alta che era necessario intervallare l'applicazione con un periodo di pausa in modo da mantenere costante la biostimolazione fornita alle cellule senza esagerare.

Ogni mese, i ricercatori eseguivano un controllo istologico non invasivo su ogni donna per rilevare eventuali modificazioni strutturali della pelle e la loro corrispondenza ai risultati ottenuti con lo studio in vitro.

Dopo 12 settimane la concentrazione di collagene risultava aumentata in maniera significativa.

A poco a poco che lo studio proseguiva, diventava sempre più evidente la forza e l'efficacia del prodotto e la fatica di quegli anni di ricerca lasciava spazio ad un entusiasmo e ad una consapevolezza di avere tra le mani una soluzione unica e assolutamente rivoluzionaria.

Il risultato finale fu un riscontro di un netto cambiamento della pelle con un evidente miglioramento di molti parametri estetici e strutturali quali tono, densità, compattezza, levigatezza e uniformità del colorito: un reale "ringiovanimento completo".

Successivamente, nel 2012, questo lavoro fu acquistato da Comiderma, la quale detiene il brevetto anche oggi e introdotto nella linea Natinuel come prodotto innovativo per il trattamento di pelli con invecchiamento più o meno avanzato.

Oggi, l'Interattività Natinuel è conosciuta e apprezzata da tante donne in tutte le nazioni dove la linea è presente ed è un cavallo di battaglia sempre attuale ed ancora assolutamente unico nel mercato cosmetico.

Natinuel, leader mondiale nella Bioceutica, è riuscita a proporre un prodotto topico che rivoluziona completamente la beauty routine di ogni donna.

Interactive Serum è il nome commerciale del prodotto che è nato dalla ricerca che vi ho raccontato: un siero unico, come potete vedere dalle immagini reali e assolutamente non modificate che ancora adesso ci sorprendono positivamente e ci riempiono d'orgoglio. Un brevetto unico, che solo Natinuel può vantare e che dal 2012 propone alle sue clienti con risultati straordinari.

Bruno Giorgietti

Parte pratica:

Applicazione interattività

Fattore di crescita delle staminali naturali della nostra pelle

Effetti nei tre mesi

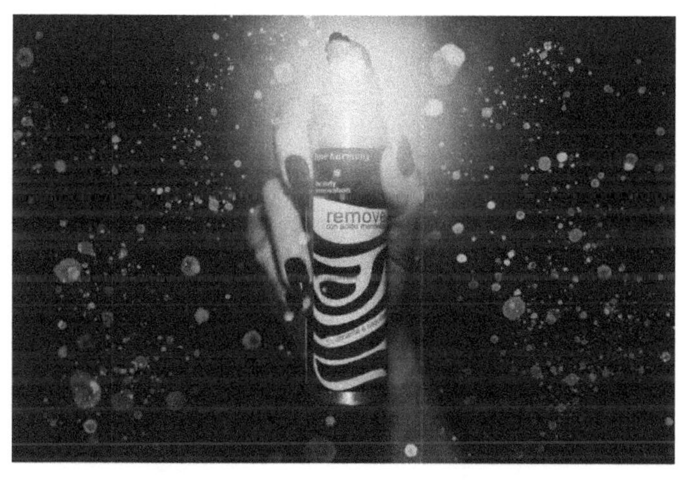

Marchio registrato
proprietà dell'autrice Barbara Giustino

Capitolo 8

I TRATTAMENTI ESTETICI DALL'ANTICHITÀ AL FUTURO

I trattamenti estetici hanno una lunga storia che risale all'antichità. Già nell'**Antico Egitto**, le donne usavano mascara per scurire le ciglia e kohl per tracciare linee intorno agli occhi, creando l'effetto di uno sguardo più intensi.

Le **donne greche e romane** facevano uso di oli profumati e unguenti per mantenere la pelle idratata e morbida, mentre le aristocratiche cinesi utilizzavano polvere di riso e altri ingredienti naturali per creare una pelle bianca come la neve.

Durante il **Rinascimento**, la bellezza e l'eleganza divennero ancora più importanti e fu creata la professione del cosmetologo per aiutare le donne a realizzare l'aspetto perfetto. Nel tardo XIX secolo, la comparsa del cinema portò al culto delle celebrità e alla diffusione di nuove tendenze di bellezza, come la moda dei capelli corti portata da Bobcut.

Nel **XX secolo**, la tecnologia fece grandi progressi nella cosmesi, con la scoperta di nuovi ingredienti e la produzione di prodotti più sofisticati. Apparvero i primi trattamenti estetici come la depilazione laser e la liposuzione, mentre il Botox e altri filler per il viso divennero i preferiti delle celebrità per mantenere il volto giovanile.

Nel **futuro**, i trattamenti estetici continueranno ad evolversi ed innovarsi. L'applicazione della tecnologia a questo campo ha permesso di creare nuovi metodi e strumenti, come i trattamenti laser per il ringiovanimento della pelle e la criolipolisi per la riduzione del grasso corporeo. Inoltre, la medicina rigenerativa potrebbe portare ad una rivoluzione nell'approccio alla cura e alla bellezza del corpo, consentendo rimedi più naturali e duraturi.

In conclusione, la storia dei trattamenti estetici è lunga e variegata, ma il desiderio umano di apparire belli e giovani continuerà ad alimentare la ricerca e l'innovazione nel settore.

Curiosità storica:

Ci troviamo in Francia, all'epoca di Luigi XIV, quando la moda era il pallore. Essere pallidi e bianchissimi era visto come un segno di nobiltà e bellezza, perché era l'indicazione di non aver mai dovuto lavorare all'aperto come il popolo. Mentre alcune donne adottavano metodi più salutari come il limone per illuminare la pelle, altre si affidavano invece a metodi più estremi come il mercurio.

La Duchessa de la Vallière, amante di Luigi XIV, era famosa per il suo pallore, che sembrava accentuare ancora di più la sua eleganza. La sua segreteria personale, Louise Boyer, fu inviata in una missione speciale per scoprire il segreto del pallore della Duchessa. La risposta fu sorprendente: la Duchessa faceva bollire foglie d'infuso di timo e ne assumeva enormi quantità al giorno. In questo modo, riusciva a mantenere il pallore del viso senza compromettere la salute con sostanze tossiche.

Questa storia ci mostra come anche i trattamenti estetici più insoliti possono avere origini semplici e naturali…

HO CHIESTO A I. A. CHE SCENARIO IPOTIZZA NEL FUTURO DEI TRATTAMENTI ESTETICI

LA SUA RISPOSTA:

"Certamente, posso offrire una previsione sul futuro dei trattamenti estetici e di bellezza.

La tecnologia sta avanzando rapidamente e sta giocando un ruolo fondamentale nell'industria della bellezza. Si prevede che il futuro dei trattamenti estetici includa l'uso sempre più diffuso della realtà aumentata e virtuale. I clienti saranno in grado di visualizzare il risultato finale del loro trattamento desiderato prima ancora di procedere.

Inoltre, la tecnologia dei nanorobot potrebbe rivoluzionare gli interventi, rendendoli più personalizzati ed efficienti. Immagina i nanorobot che agiscono sui singoli follicoli del tuo viso, rendendolo ancora più levigato e giovane.

Alcune fonti indicano che i trattamenti tradizionali come il botox e il filler potrebbero diventare obsoleti, sostituiti da tecniche più avanzate. Ad esempio, si sta studiando l'uso di alcune cellule staminali nel ringiovanimento della pelle.

In sintesi, il futuro dei trattamenti estetici e di bellezza sembra essere più personalizzato ed efficace, grazie alle tecnologie emergenti come la realtà aumentata e virtuale e i nanorobot. Siamo in un momento di grande trasformazione dell'industria e la tecnologia sta giocando un ruolo fondamentale in questo processo."

Parte pratica:

La base nel make-up

Applicazione del primer

74

Capitolo 9

ESTETICA AVANZATA: LA TERRA DI MEZZO TRA L'ESTETICA E LA MEDICINA ESTETICA

L'estetica avanzata è una disciplina che si occupa di trattamenti estetici non invasivi o minimamente invasivi per migliorare l'aspetto estetico del viso e del corpo. A differenza della chirurgia estetica, l'estetica avanzata prevede trattamenti che non richiedono tagli o incisioni.

Tra i trattamenti di estetica avanzata più diffusi troviamo ad esempio:

- **Laserterapia**: utilizza laser di ultima generazione per rimuovere tatuaggi, cicatrici, macchie cutanee o per migliorare l'aspetto delle rughe.

- **Radiofrequenza**: utilizzata per contrastare la flaccidità della pelle, la radiofrequenza stimola la produzione di collagene e riduce l'aspetto di cellulite e adiposità localizzate.

- **Microiniezioni**: utilizzate per attenuare le rughe, le microiniezioni sono in grado di stimolare il rinnovamento cellulare ed eliminare i segni dell'invecchiamento cutaneo.

- **Filler**: il filler è un gel che viene iniettato sottopelle per ripristinare il volume di aree del viso che risultano svuotate o sottili, come le labbra o gli zigomi.

Gli strumenti che ci permettono di ottenere dei risultati che superino i trattamenti di estetica classica sono dunque macchinari (come laser e radiofrequenza) device senza aghi (come dermapen e jaluronic pen) prodotti di bioingegneria cosmetica e soprattutto una altissima formazione professionale.

I vantaggi offerti dall'estetica avanzata sono molteplici. In primo luogo, consente di migliorare l'aspetto estetico senza dover ricorrere alla chirurgia, con conseguenze minori a livello di dolore, rischi ed effetti collaterali. Inoltre, molte delle tecniche utilizzate in estetica avanzata permettono di ottenere risultati rapidi e duraturi, con minori tempi di recupero rispetto alla chirurgia estetica.

In sintesi, l'estetica avanzata rappresenta un'alternativa valida alla chirurgia estetica per chi desidera migliorare il proprio aspetto fisico in modo sicuro ed efficace. Tuttavia, è importante affidarsi solo a professionisti qualificati e regolarmente iscritti all'Albo professionale competente per garantire la sicurezza del trattamento.

La normativa vigente in Italia riguardo all'estetica avanzata e alla medicina estetica è disciplinata principalmente dal Decreto Legislativo n. 206/2007 ("Codice del Consumo") e dal Decreto Legislativo n. 145/2017 ("Attuazione della direttiva 2013/55/UE, che modifica la direttiva 2005/36/CE, relativa al riconoscimento delle qualifiche professionali").

In particolare, il Codice del Consumo prevede che le prestazioni di estetica avanzata debbano essere eseguite da personale qualificato ed iscritto all'Albo professionale, e che i trattamenti da effettuare debbano essere preceduti dalla compilazione di una scheda informativa sulle caratteristiche del prodotto o del servizio richiesto, contenente anche informazioni sulle eventuali controindicazioni o limitazioni all'utilizzo.

Il Decreto Legislativo n. 145/2017 stabilisce invece che l'esercizio di professioni sanitarie, come la medicina estetica, debba essere svolto da soggetti che abbiano conseguito una specifica laurea e che siano iscritti all'albo professionale.

Inoltre, l'Ordine dei Medici Chirurghi e degli Odontoiatri stabilisce gli standard deontologici e clinici cui i professionisti devono attenersi per garantire la sicurezza dei pazienti.

In generale, per le prestazioni di estetica avanzata e di medicina estetica è necessario fare affidamento su professionisti qualificati e regolarmente iscritti all'Albo professionale competente, in grado di garantire l'efficacia del trattamento e la sicurezza del paziente.

Parte pratica:

La dermapen

La ialuronic pen

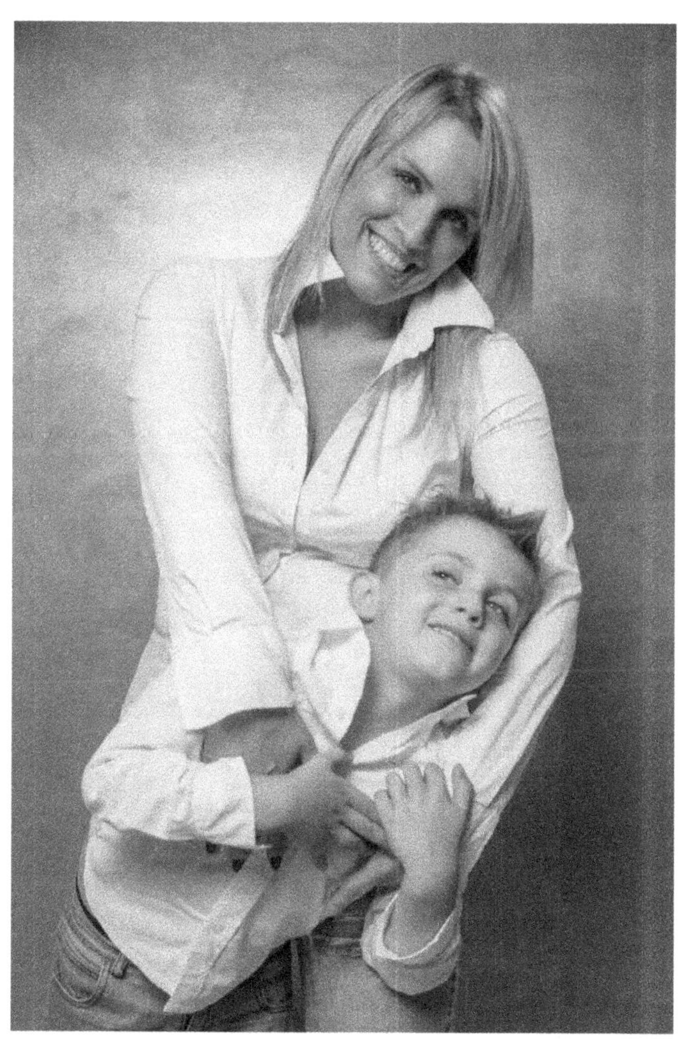

Capitolo 10

LA BELLEZZA SOSTENIBILE PER SEMPRE

Per sempre ha un grande carico emotivo ma è possibile!

Per mantenere una bellezza sostenibile per sempre, è importante adottare un approccio globale che prenda in considerazione diverse fasi della vita.

In giovane età, ad esempio, è fondamentale proteggere la pelle dai fattori esterni dannosi come il sole e l'inquinamento ambientale, oltre a nutrirla con cosmetici che possano rigenerarla e mantenerla giovane. Ecco perché molte persone scelgono di utilizzare prodotti cosmetici ad alta percentuale di principi attivi naturali per avere un'azione antiossidante e anti-invecchiamento. I trattamenti più performanti in questo senso sono ad esempio l'utilizzo di creme antirughe, sieri specifici per il viso e maschere nutrienti.

In fase matura, la pelle tende a perdere gradualmente elasticità e fermezza. In questo caso, i trattamenti di bellezza sostenibile diventano ancora più importanti per preservare un aspetto giovane e fresco. Alcuni dei trattamenti più efficaci sono la radiofrequenza, la microdermoabrasione, il needleng, la mesoterapia e il peeling chimico. Tutti questi trattamenti sfruttano tecnologie non invasive che stimolano la produzione di collagene e di elastina, i due proteinoidi fondamentali per la salute e l'elasticità della pelle.

Inoltre, in ogni fase della vita, è possibile investire nel biohacking, ovvero l'insieme di tecniche e accorgimenti che consentono di migliorare la propria salute e bellezza in modo naturale e non invasivo. Ad esempio, è possibile seguire una dieta specifica per il proprio tipo di corpo, integrare la propria alimentazione con prodotti naturali con proprietà antinfiammatorie e antiossidanti, fare attività fisica regolare e utilizzare prodotti per la cura della pelle privi di sostanze tossiche.

In sostanza, investire nella propria bellezza in modo sostenibile e naturale significa adottare un approccio globale alla cura del proprio aspetto, dall'alimentazione alla attività fisica ai trattamenti cosmetici non invasivi. Con la giusta dose di attenzione e impegno, è possibile mantenere una bellezza sana, giovane e duratura per tutta la vita. Che tu venga dal cielo o dall'inferno, che importa, Bellezza! Mostro enorme, spaventoso, ingenuo!

Se i tuoi occhi, il sorriso, il piede m'aprono la porta
di un Infinito che amo e che non ho mai conosciuto?
Da Satana o da Dio, che importa? Angelo o Sirena,
tu ci rendi -fata dagli occhi di velluto,
ritmo, profumo, luce, mia unica regina!
L'universo meno odioso, meno pesante il minuto?
-

Hymne à la beauté
Viens-tu du ciel profond ou sors-tu de l'abîme,
O Beauté? ton regard, infernal et divin,
Verse confusément le bienfait et le crime,
Et l'on peut pour cela te comparer au vin.
Tu contiens dans ton oeil le couchant et l'aurore;
Tu répands des parfums comme un soir orageux;
Tes baisers sont un philtre et ta bouche une amphore
Qui font le héros lâche et l'enfant courageux.
Sors-tu du gouffre noir ou descends-tu des astres?
Le Destin charmé suit tes jupons comme un chien;
Tu sèmes au hasard la joie et les désastres,
Et tu gouvernes tout et ne réponds de rien.
C. B.

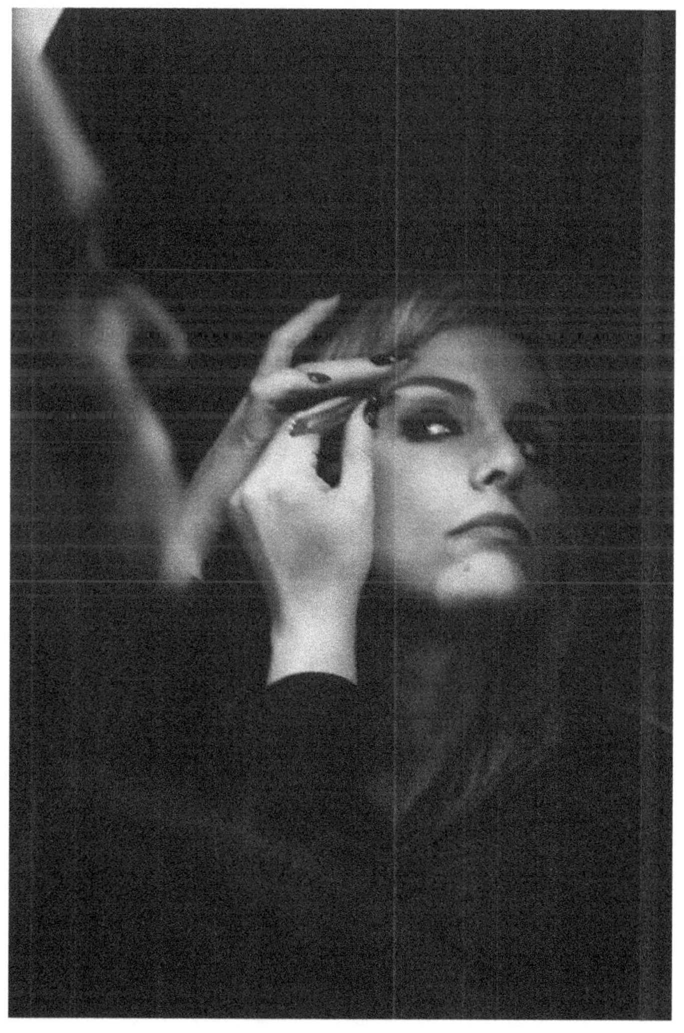

Capitolo 11

LA VISIONE DI SÉ. IL MINDSET VINCENTE PER LA BELLEZZA!

Voglio farvi riflettere su quanto la visione di sé sia un aspetto critico della salute mentale e del benessere, e possa influire sulla nostra autostima e sull'immagine che proiettiamo agli altri.

Il **pensiero positivo** è un elemento fondamentale nella costruzione di una visione di sé positiva. Sforzarsi di essere grati per le cose belle nella nostra vita e di vedere gli aspetti positivi anche nelle circostanze difficili può aiutare a ridurre la negatività e l'autocritica.

La mentalità del vincente significa essere orientati al successo, avere un atteggiamento positivo e la determinazione di raggiungere gli obiettivi. Questo può essere applicato anche al tuo atteggiamento nei confronti della tua bellezza e apparenza, che può aiutarti a sentirsi meglio con te stesso e proiettare un'immagine più positiva.

È importante considerare anche come gli altri ci vedono. Non dobbiamo essere ossessionati dall'idea di piacere a tutti e recepire solo commenti positivi, tuttavia, in certi casi, gli amici e la famiglia possono darci un punto di vista diverso sulla nostra immagine e questo potrebbe aiutarci a migliorare e sentirci più sicuri di noi stessi.

Provate a svegliarvi da biohacker per 28 giorni... vi sfido:

IL RISVEGLIO DEL BIOHACKER

Svegliarsi felici: la buona notizia è che il nostro cervello può essere addestrato ad essere felice. Una delle cose più semplici che possiamo fare al risveglio è ringraziare per ciò che abbiamo nella vita, iniziando la giornata con un atteggiamento positivo e di gratitudine.

Bere acqua e limone: questa pratica al mattino aiuta ad alcalinizzare il corpo, migliorare la digestione e idratare l'organismo. L'acqua e il limone sono anche ricchi di vitamina C, un antiossidante importante per il sistema immunitario.

I cinque tibetani: questi esercizi sono stati sviluppati dai monaci tibetani secoli fa e sono stati tramandati fino ad oggi. Aiutano a rinforzare la forza muscolare, aumentare l'energia e ridurre lo stress. Ci vogliono solo 10 minuti al giorno per praticarli, quindi niente scuse!

Doccia di contrasto: questo è un trattamento idroterapico alternante tra l'acqua calda e l'acqua fredda. Aiuta a ridurre l'infiammazione, stimolare la circolazione sanguigna, rafforzare il sistema immunitario e aumentare l'energia. Inizia con l'acqua calda per 2-3 minuti, passa poi all'acqua fredda per 20-30 secondi, ripeti questa sequenza per 3-4 volte e finisci con l'acqua fredda. Non dimenticare di respirare profondamente durante il trattamento.

Ti auguro una SPLENDIDA giornata!!!

#latuaconsulentedibellezza

Dunque l'impegno per la visione positiva di sé stessi, la mentalità vincente e l'ascolto selettivo dei feedback degli altri possono aiutarci ad acquisire una visione di sé migliore e a proiettare un'immagine positiva di noi stessi!

Parte pratica:

Esercizio di visualizzazioni dei punti di forza e bellezza su un'immagine fotografica

Respirazione del vincente

Un trucco per diventare ciò che vuoi essere e piacerti ogni giorno di più

INDICE

94

www.ingramcontent.com/pod-product-compliance
Lightning Source LLC
Chambersburg PA
CBHW071601270726
48661CB00017B/320